MW00620123

NEUROLIDERAZGO

NEUROLIDERAZGO

EL ARTE DE TRANSFORMAR

DRA. WANDA BONET-GASCOT

Número de Control de la Biblioteca del Congreso de EE. UU.:   2019908465
ISBN: Tapa Dura   978-1-5065-2935-6
                 Tapa Blanda   978-1-5065-2934-9
                 Libro Electrónico   978-1-5065-2936-3

Las opiniones expresadas en este trabajo son exclusivas del autor y no reflejan necesariamente las opiniones del editor. La editorial se exime de cualquier responsabilidad derivada de las mismas.

El texto Bíblico ha sido tomado de la versión Reina Valera Contemporánea (RVC) Copyright © 2009, 2011 por Sociedades Bíblicas Unidas. Utilizado con permiso. Reina-Valera 1960™ es una marca registrada de la American Bible Society, y puede ser utilizada solamente bajo licencia.

Información de la imprenta disponible en la última página.

Fecha de revisión: 27/08/2019

Para realizar pedidos de este libro, contacte con:
Palibrio
1663 Liberty Drive, Suite 200
Bloomington, IN 47403
Gratis desde EE. UU. al 877.407.5847
Gratis desde México al 01.800.288.2243
Gratis desde España al 900.866.949
Desde otro país al +1.812.671.9757
Fax: 01.812.355.1576
ventas@palibrio.com
798327

Índice

DEDICATORIA

Dedicado A mis Mentores

*No os amoldéis a este siglo, sino **transformaos** por medio de la renovación de vuestra mente, para que comprobéis cuál sea la voluntad de Dios: lo bueno, lo agradable y lo perfecto.*

Romanos 12:2

Agradecimiento

Gracias a Dios por la sabiduría, entendimiento, comunicación, fortaleza, conocimiento, compasión y valentía para manejar mis emociones saludablemente y llevar este mensaje a la humanidad.

Gracias a mis padres, Josefa y Wilfredo.

Gracias a mis hermanos, Jynny, Lyzzy y Harry.

Gracias a mis hijos, Carlos Juan & David.

Gracias a mi compañero de vida, Carlos Chinea.

Gracias a mis mentores, colegas, estudiantes y clientes.

Gracias a ti, lector, por existir…

POR SIEMPRE y PARA SIEMPRE GRACIAS

Prólogo

En 1988, a los 21 años me había graduado de la Universidad de Massachusetts en Amherst. Mi primer puesto como profesional fue manejar un almacén de ropa de novia, en Orlando, Florida. Mi función como mánager del almacén era supervisar unas 10 empleadas. Fue allí donde experimenté mis primeros y verdaderos retos como líder. Las lecciones que aprendí allí fueron duras. Si hubiese tenido el libro *Neuroliderazgo* de la doctora Wanda Bonet-Gascot, me hubiese ahorrado lágrimas, sufrimiento y posiblemente canas. Las carencias que tenemos muchos, bien sea por falta de experiencia o educación, de no saber conversar o expresarnos, para poder desarrollar un plan estratégico, es lo que este libro te va a enseñar.

Neuroliderazgo, El Arte de Transformar, es una guía para cualquier persona que desee crecer como líder, a nivel personal y profesional. En este libro encontrarás todos los recursos necesarios para ser capaz de liderar un grupo de 2 personas hasta un grupo de 20,000, ¡o más! Es supremamente importante aprender a ser un líder desde joven. En la vida estamos en situaciones de liderazgo, desde pequeños. El poder cambiar positivamente nuestra forma de pensar, de actuar, de sentir, es lo que hace la diferencia entre nuestra angustia o felicidad.

Sin duda alguna, el libro *Neuroliderazgo* te ayuda a formar un cambio conscientemente que te lleva a ser más feliz y exitoso. El éxito tuyo como persona, como líder, es el éxito de todas las personas que te rodean, bien sea a nivel personal como profesional. El éxito tuyo como persona puede ayudar a cambiar actitudes y hacer que otras personas te sigan y crean en tu liderazgo. *¡El éxito de tus empleados o los que te siguen, también es tu éxito!*

La transformación que todo ser humano debe vivir cada día, es fundamental para poder alcanzar nuestros sueños. Las herramientas y técnicas en este libro son las que he tratado de implementar en todo tipo de reto que he tenido, bien sea profesional o personal. Las veces que he practicado lo que el *Neuroliderazgo* nos enseña han sido los momentos de más éxito y felicidad en mi vida. Como la doctora Wanda nos enseña, el desarrollar las habilidades de escuchar, comunicar o conversar, entre otras, es esencial. Esto solo se puede lograr a nivel cerebral. En mi posición de líder comunitario, estando al mando de una de las cámaras de comercio más grandes y exitosa del país, debí tener mis emociones controladas en todo momento. Siempre pensando en lo que no debí tomar personal, y en lo que iba a escuchar y aprender de los demás. Lo que no me servía como persona o líder lo puse a un lado. Pero admito que esto es un arte que se necesita practicar día a día. *¡El poder controlar tus emociones sin duda alguna es uno de los retos más difíciles para el ser humano!*

Cada página de este libro te ayuda a desarrollar herramientas que harán de ti, un ser humano capaz de atraer el triunfo y hacer que ese triunfo sea contagioso con todos los que te rodean.

Entre una de las enseñanzas más poderosas de este libro, es entender tu condición humana y saber dejar a un lado la arrogancia y hacer de ti una persona noble. La nobleza te lleva a entender a un más a la humanidad. No se trata de ser perfecto si no de hacer todo "con excelencia intencional". En mis años como líder comunitario, tuve muchos retos a nivel personal, de salud y pérdidas en mi familia. El saber manejar estas emociones tan fuertes es lo que vas a entender en las próximas páginas de este libro. Como ser humano, vamos a sentir la pérdida y la tristeza. Como manejar estas emociones y las 5 etapas de un duelo, y como la doctora Wanda nos enseña, es la receta perfecta para la felicidad holística.

Recuerda siempre que como líder el poder reconocer cada emoción y saber cómo transformarlas es una técnica la cual solo la logras si lo haces con intención. Es una metamorfosis, como lo leerás en la página 23, la cual te transforma debida y calculadamente.

Mi éxito como profesional ha sido porque todos los días aprendo algo de alguien. No solo es importante aprender si no también el enseñar. He podido implementar estas herramientas aquí en este libro deliberadamente y con inteligencia emocional. Mis decisiones las he hecho con intención y conciencia. Solo así, he podido lograr mi éxito de ser un líder transformado donde día a día practico el *Neuroliderazgo*.

Te reto a que tomes este libro como una enseñanza de vida. ¡Donde tú también deliberadamente tendrás tu transformación holística que te llevará a ser un líder exitoso y feliz!

Diana Bolivar
Consultora

Introducción

De acuerdo con la Real Academia Española la definición de transformar es "hacer cambiar de forma a alguien o algo" y "transmutar algo en otra cosa". Desde el punto de vista de *Neuroliderazgo*, transformar significa un cambio, una evolución de pensamiento. El neurolíder desarrolla el arte de transformar, o sea, **Consciencia Alquimista**.

Consciencia Alquimista es actuar con pleno uso de los sentidos y facultades con la intención de transformar. Alquimia es la rama de la filosofía natural, cultivada en la edad media, que investigaba las transformaciones de la materia y tenía como fines principales el descubrimiento de la piedra filosofal y la panacea universal, y la panacea universal, y la transformación de los metales en oro. El oro es un metal blando y de color amarillo, cuyo símbolo químico es Au, del latín aurum. Una de las más importantes cualidades del oro es la que no se oxida, por lo que se considera un metal noble, y su apariencia no varía con el paso del tiempo y la exposición al medio ambiente.

Para el neurolíder, el transformar con consciencia alquimista, es un arte que se estudia, investiga y practica deliberadamente. El fin principal del neurolíder es transformar el ser humano en oro, un ser humano con integridad que no se oxide y carácter que no cambie con el paso del tiempo o exposición al ambiente.

En los últimos años el estudio de la neurociencia se ha proyectado sobre todo tipo de ámbitos. *Neuroliderazgo* es neurociencia aplicada al liderazgo, o sea el uso del conocimiento sobre el sistema nervioso para desarrollar el arte de transformar la conducta humana. La unidad nerviosa básica es la neurona y es una célula especializada en captar los estímulos provenientes del ambiente mediante receptores y, a su vez, manda las respuestas para que los órganos y otras capacidades físicas funcionen adecuadamente. El propósito principal de la neurona es lograr una interacción eficaz, correcta y oportuna con el medio ambiente.

Definitivamente, el sistema nervioso es demasiado complejo para definir y entender. Pero el entender el propósito principal de la neurona es fundamental en el desarrollo de *Neuroliderazgo*. La neurona recibe estímulos y envía respuestas. *La intención del neurolíder es enviar estímulos efectivos que la neurona pueda traducir en respuestas alineadas a las metas y objetivos del medio ambiente.*

En este libro, encontrarás técnicas y herramientas para el desarrollo de un modelo de *Neuroliderazgo* intencional y consciente, o sea, el arte de transformar la energía y la conducta humana actuando con *Consciencia Alquimista*. Este nuevo modelo de *Neuroliderazgo* no se enfoca en la respuesta, la respuesta es el resultado del estímulo. Este libro se enfoca en el desarrollo del estímulo, o sea, la transformación de usted como neurolíder.

ORIGEN DEL NEUROLIDERAZGO

PARTE I

Origen del Neuroliderazgo

Para poder desarrollar el arte de transformar con consciencia alquimista o *Neuroliderazgo* debemos relacionarnos un poco con el sistema nervioso y la neurociencia. ¿Alguna vez te has preguntado qué es y cómo funciona el sistema nervioso?

El sistema nervioso es un conjunto de estructuras, encargadas de dirigir, supervisar y controlar todas las funciones y actividades de nuestros órganos y nuestro organismo en general. La función principal del sistema nervioso es captar y procesar rápidamente todo tipo de señales (externas e internas), controlando y coordinando su respuesta.

El estudio del sistema nervioso divide el anatómicamente el cuerpo en dos partes: el sistema nervioso central (SNC) y el sistema nervioso periférico (SNP).

El sistema nervioso central

El sistema nervioso central (SNC) está compuesto del encéfalo y la médula espinal. El encéfalo es conformado por:

- El cerebro: órgano que controla las acciones voluntarias. Se relaciona con el aprendizaje, la memoria y las emociones.
- El cerebelo: coordina los movimientos, reflejos y equilibrio del cuerpo.
- El bulbo raquídeo: dirige las actividades de los órganos internos como, por ejemplo, la respiración, los latidos del corazón y la temperatura corporal.

La médula espinal se conecta al encéfalo y se extiende a lo largo del cuerpo por el interior de la columna vertebral.

El sistema nervioso periférico

El sistema nervioso periférico (SNP) engloba todos los nervios que salen del sistema nervioso central hacia todo el cuerpo. Está constituido por nervios y ganglios nerviosos agrupados en:

- Sistema nervioso somático (SNS): comprende 3 tipos de nervios: los nervios sensitivos, los nervios motores y los nervios mixtos.

- Sistema nervioso vegetativo o autónomo (SNA): incluye el sistema nervioso simpático y el sistema nervioso parasimpático.

Las células de nuestro sistema nervioso se llaman neuronas y existen solo en este lugar. La neurona tiene la capacidad de comunicarse con precisión, rapidez y a larga distancia con otras células, ya sean nerviosas, musculares o glandulares. El propósito principal de la neurona es lograr una interacción eficaz, correcta y oportuna con el medio ambiente.

La neurociencia es la disciplina científica que estudia el sistema nervioso: su estructura, sus funciones, las patologías y las bases moleculares. Así mismo, en esta disciplina se analizan las interacciones existentes entre las diferentes dimensiones del cerebro humano, pues todas ellas sirven para conocer los fundamentos biológicos de la conducta humana.

El término "Neuroliderazgo" fue acuñado por primera vez alrededor del año 2008 por el Dr. David Rock, fundador y actual director del *"Neuroleadership Institute"*, para definir un área de acción específica que identifica, explica e interviene en diferentes áreas relacionales dentro del contexto de la interacción que origina la influencia.

Previo al reconocimiento formal del *Neuroliderazgo* como disciplina y área de acción, varias instituciones académicas en Inglaterra, Estados Unidos y Australia habían desarrollado áreas completas de investigación relacionadas con esta materia. El objeto de estudio e intervención de las mismas se concentraba en el desarrollo de habilidades y competencias de liderazgo, desde la evidencia proveniente de los descubrimientos y aportaciones de las neurociencias.

El origen y el motor para el desarrollo del *Neuroliderazgo* son bases estadísticas. Una proporción significativa de individuos en posición de liderazgo observan limitaciones y carencia de las habilidades para escuchar, comunicar, conversar, orientar, motivar, comprometer, fidelizar, para generar confianza, delegar, desarrollar, potenciar, decidir, negociar, planear, organizar y ser estratégicos. La falta de dichas destrezas se observa en el ambiente privado y público, afectando la clase laboral, al igual que política, la iglesia, la sociedad y la familia.

El *Neuroliderazgo*, como nuevo modelo de desempeño y desarrollo busca la eficiencia de los procesos involucrados en la toma de decisiones, la regulación emocional, la influencia y la transformación desde una perspectiva científica y filosófica. Científica, porque se basa en la anatomía y fisiología del sistema nervioso; y filosófica, porque percibe al líder como un ser holístico: mente, cuerpo y energía.

El concepto de *Neuroliderazgo* seguirá en evolución constante por el impacto positivo que su práctica representa para el individuo y la sociedad.

NEUROLÍDER, CATADOR DE EMOCIONES

PARTE II

Neurolíder, Catador de Emociones

Un neurolíder aprende a capitalizar en las emociones para estimular respuestas, o sea, es un *Catador de Emociones*. Los estímulos que generan cambios radicales y permamentes no son emocionales, en cambio han sido estudiados, analizados, descritos, definidos, evaluados y clasificados antes de ser generados.

El concepto *"Catador de Emociones"* se puede definir como un profesional en la disciplina de *Inteligencia Emocional Holística*. Inteligencia Emocional Holística es un concepto acuñado por la Dra. Wanda Bonet-Gascot en 2013, y se define como la capacidad consciente de manejar las emociones para evitar bloqueos y desgastes energéticos que afecten la salud, la productividad y las relaciones interpersonales. En su libro, *Inteligencia Emocional Holística*, la Dra. Bonet-Gascot, presenta como las emociones influencian respuestas en todas las areas de la vida: individual, emocional, intelectual, mental, física, social, financiera y espiritual. Por tanto, el uso objetivo, saludable y profesional de las emociones es crucial para un neurolíder, que capitaliza en la neurociencia para transformar la energía y la conducta humana.

Basado el Medicina Tradicional China, las siete emociones básicas que afectan nuestra energía y conducta humana son: miedo, culpa, vergüenza, tristeza, desconfianza, desilución y apegos. Un neurolíder, no solo maneja saludablemente dichas emociones en su propio ser, pero cuenta con herramientas para facilitar el manejo de ellas en los miembros de su organización.

El neurolíder conoce como las siete emociones pueden bloquear el flujo de energía en su equipo de trabajo y sabe reconocer los efectos en el desempeño de cada miembro de la organización. La energía es un recurso inlimitado y es el combustible para el desempeño óptimo de un sistema u organización. Si los miembros de la organización estan faltos de energía se afectará su salud, productividad y relaciones interpersonales y por consiguiente las metas de la organización.

1. Miedo: se define como la percepción real o inreal de riesgo o peligro. La forma de actuar del neurolíder puede estimular miedo en su equipo; o también puede ser reflejo de miedo. Por tanto, el neurolíder tiene que ser consciente e intencional en sus acciones, palabras, postura, facciones, tono de voz, mirada e inclusive su silencio.

   Si el equipo de trabajo percibe riesgo o peligro, el desempeño puede reducirse significativamente hasta el punto de detenerse. La inseguridad causada por el miedo se reflejará en falta de compromiso, creatividad e iniciativa en la organización.

   Si el neurolíder refleja miedos, por otro lado, causará duda en el equipo de trabajo, afectando el compromiso y dedicación en la organización.

   El neurolíder reconoce riesgos potenciales y establece su tolerancia. A su vez, puede facilitar el manejo saludable de los miedos en su organización explorando opciones viables, diseñando planes de acción y tomando acción con integridad y carácter.

2. Culpa: se define como la percepción de romper reglas, o el cometer errores por no actuar con perfección. La forma de actuar

de un neurolíder puede generar culpa en su equipo; o también puede ser reflejo de culpa. Por tanto, un neurolíder tiene que ser consciente e intencional en sus acciones, palabras, postura, facciones, tono de voz, mirada e inclusive su silencio.

Si el equipo desarrolla un sentimiento doloroso de que ha cometido una falta y que merece un castigo, se puede afectar el desempeño organizacional. Por otro la lado, la culpa puede ayudar a cambiar y a mejorar, ya que sirven como una especie de guía interna que alerta cuando no se esta actuando correctamente. Es responsabilidad del neurolíder no estimular una respuesta negativa al momento de comunicar errores en el equipo de trabajo, en cambio, capitalizar para identificar áreas de mejora.

El neurolíder debe ser capaz de asumir responsabilidad y pedir disculpas si ofende algún miembro del equipo o si ha cometido una falta. Por tanto, una de las habilidades esenciales para un neurolíder es la resolución de conflictos.

Otra cara de la culpa, es el desequilibrio de la percepción en el que el neurolíder o el equipo de trabajo se siente culpable de actividades de las que no son responsables.

El neurolíder debe poder identificar en su equipo de trabajo comportamientos de insatisfacción, remordimientos, frustración y melancolía que conducen fácilmente a la depresión.

Por otro lado, si el líder se siente culpable puede que se muestre excesivamente dadivoso y poco defensor de su espacio. Lo que lo lleva a ser blanco fácil de la manipulación y la explotación por parte de miembros del equipo. A veces, la culpa puede hacer que algún miembro del equipo se vuelva agresivo, crítico y hostil debido a la necesidad de no sentirse mal consigo mismo, proyectando sus fallas y debilidades en los otros miembros del equipo.

3. Vergüenza: se define como la percepción de falta de conocimiento, o no ser aptos o suficientes para llevar a cabo una labor. La forma de actuar del neurolíder puede estimular vergüenza en su equipo; o también puede ser reflejo de vergüenza. Por tanto, el neurolíder tiene que ser consciente e intencional en sus acciones, palabras, postura, facciones, tono de voz, mirada e inclusive su silencio.

Si el líder desarrolla la idea de ser inadecuado por algún tipo de juicio hecho por el mismo o alguien externo, puede convertirlo en objeto de burlas afectado su desempeño como líder, ya que vive la vida desde la premisa que es esencialmente defectuoso, carente, incompleto e indigno. Lo mismo podría pasar al equipo o algún miembro del equipo.

Si el líder o algún miembro del equipo es atrapado por la vergüenza, puede encerrarse en la cárcel del perfeccionismo, sin derecho a equivocarse; la arrogancia; y el creer saberlo todo.

Cabe aclarar que la vergüenza le permite al líder ser consciente de sus limitaciones, promueve la humildad y lo mantiene socialmente saludable si es manejada saludablemente y sirve para identificar áreas de mejora.

Un neurolíder acepta la vergüenza como parte de la condición humana, y la enfrenta fijando metas positivas basadas en la humanidad, humildad, autonomía y competencia.

- Humanidad: Todos somos humanos, no somos perfectos, ni lo sabemos todo.
- Humildad: Todos los seres humanos somos iguales, ninguna persona es mejor o peor que otra.

- Autonomía: Todos tenemos el derecho y la responsabilidad de decidir como queremos vivir nuestra vida. Funcionar en forma independiente significa que tenemos identidad propia, y que no tenemos que vivir dandole gusto a los demás por miedo a que nos rechacen, juzguen o abandonen.
- Competencia: Todos somos lo suficientemente buenos para contribuir de una manera valiosa y decisiva en la organización y/o el mundo.

El neurolíder reconoce que no tenemos que ser perfectos en todo lo que hacemos pero lo hacemos con excelencia intencional.

4. Tristeza se define como la emoción que generalmente surge ante las pérdidas que sufrimos en la vida, es proporcional al vínculo con lo perdido. La forma de actuar del neurolíder puede estimular tristeza en su equipo; o también puede ser reflejo de tristeza.

El neurolíder debe ser capaz de ser un lugar seguro y confidencial para los miembros de su equipo poder hablar y expresar sus pérdidas reales e irreales. Existen diferentes motivos que desencadenan sentimientos de tristeza como una desilusión amorosa, pérdidas materiales, muerte de un amigo, familiar, o mascota, enfermedad, nostalgia, insatisfacción personal, y otras situaciones que sean consideradas de modo negativo por el individuo.

El neurolíder debe poder identificar los signos asociados a la tristeza como el llanto, pesimismo, melancolía, falta de ánimo, baja autoestima, y otros estados de insatisfacción. Si los signos de tristeza prevalecen pueden ser una señal de un problema mas complejo como la depresión, caso que requiere de ayuda de un profesional en la salud mental.

El neurolíder reconoce que la tristeza como respuesta a una pérdida real es normal y debe ser canalizada y expresada de una forma saludable. El neurolíder conoce las cinco etapas de duelo y ofrece el apoyo necesario a su equipo de trabajo. Cuando se habla del proceso de duelo, en la mayoría de los casos se hace referencia a las 5 etapas identificadas por Elisabeth Kubler-Ross. Ella era una psiquiatra que estudió cómo las personas a las que se le había diagnosticado una enfermedad terminal hacían el duelo por la pérdida de la salud. Ella identificó las siguientes 5 etapas de duelo:

- Negación: "Esto no esta sucediendo. No a mí"
- Ira: "Porqué está sucediendo? Quién tiene la culpa?"
- Negociación: "Haré un cambio en mi vida solo si eso significa que esto no me sucederá."
- Depresión: "Ya no me importa"
- Aceptación: "Estoy en paz con lo que esta sucediendo."

5. Desconfianza: se define como una emoción negativa, que implica inseguridad sobre las acciones futuras de otras personas. La forma de actuar del neurolíder puede estimular desconfianza en su equipo; o también puede ser reflejo de desconfianza.

El neurolíder reconoce que la desconfianza es una actitud consciente y voluntaria que no depende del otro, sino que es una creencia de quien la sostiene. La desconfianza nos hace ver lo que no existe, interfiriendo en la relación del equipo de trabajo. La función principal de la desconfianza es la protección.

El neurolíder es capaz de percibir la ansiedad en su equipo de trabajo. Sin embargo un líder desconfiado siempre esta a la espera de que algo malo ocurra, de que alguien le vaya a fallar; de que vaya a sufrir una traición en cualquier momento.

Definitivamente, la desconfianza es enemigo de una relación saludable y productiva en el equipo de trabajo.

El neurolíder debe evitar estimular una respuesta de desconfianza modelando integridad y humildad en sus acciones. Por otro lado, debe promover la confianza entre el equipo de trabajo ofreciendo espacios neutrales para la expresión de la verdad y la resolución de conflictos.

6. Desilusión, frustración o enojo: se define como la impresión que se experimenta cuando alguna cosa no responde a las expectativas que se habían creado. La forma de actuar de un neurolíder puede estimular la desilusión en su equipo; o también puede reflejar desilusión o frustación con su equipo. La desilusión surge como el resultado de la unión de la sorpresa y una sensación interna de impotencia, si perdura, es un desencadenante para la ira, depresión y es una fuente de estrés psicológico.

Un neurolíder debe reconocer a tiempo los signos de la desilusión en su equipo.

- La *depresión* es un sentimiento de infelicidad y miseria caracterizada por la negatividad y el miedo a una nueva decepción o desilusión.
- La *ira* es una reacción a una situación o persona que no cumple con las expectativas. Se caracteriza por resentimientos que podrían resultar en violencia.
- La *apatía* es una respuesta en la que el miembro del equipo se vuelve indiferente y pasivo en la organización. Se caracteriza por la falta de energía, resignación y frustración.
- La *negación* se caracteriza por pretender exageradamente que una situación decepcionante no existe, causando rendición a las metas, ambiciones y pasiones.

El neurolíder reconoce la diversidad en su equipo y la libertad de pensamiento. Por ello, un comportamiento integro por parte del líder minimiza acciones intencionales no alineadas a las metas del equipo y la organización. El comunicar y modelar claramente las metas y objetivos de la organización estimula una conducta alineada a las expectativas y reduce la desilusión.

7. Apegos: se define como una intensa dependencia o vínculo obsesivo por una

persona, objeto o idea. La forma de actuar de un neurolíder puede estimular los apegos en su equipo; o también puede reflejar apegos con su equipo o miembros del equipo, resultando en la falta de objetividad durante la toma de decisiones críticas afectando el desempeño de la organización.

Los apegos se caracterizan por miedo a perder aquello que se desea o se tiene, sacrificando la alegría, la independencia y hasta la estima personal.

El neurolíder reconoce que los apegos surgen a raíz de cuatro creencias: que algo o alguien te va a hacer feliz, te va a dar seguridad, dará sentido a tu vida y que será permanente.

El neurolíder debe actuar con desapego, y ello no significa amar menos, sino liberarse de las ataduras que crean miedo a la pérdida y el sufrimiento. Esta actitud le permite tomar decisiones libre y voluntariamente alineadas a las metas y objetivos del equipo, y definitivamente alineadas a sus valores fundamentales que deberían reflejar los de la organización.

METAMORFOSIS DEL LÍDER

PARTE III

Metamorfosis del líder

Según el Diccionario de uso del español de María Moliner, la palabra "transformación" significa "dar otra forma o aspecto a algo o alguien". Esto nos proporciona una definición básica del concepto de transformación como un tipo de cambio.

Sin embargo, para nosotros en *Neuroliderazgo*, ¿qué significa transformación? ¿Significa que nuestro comportamiento se reforma, o se mejora? En el griego la palabra usada para la transformación es **Metamorfosis**. La definición de diccionario para metamorfosis es "un cambio que experimentan muchos animales durante su desarrollo y que se manifiesta no solo en la variación de forma, sino también en las funciones y en el género de vida".

Aunque un cambio en apariencia o forma toma lugar, el cambio proviene de la misma vida del organismo. Una oruga nace de la vida que le causa que llegue a ser una mariposa. *No se pone un disfraz de mariposa para actuar como una mariposa.* La oruga se alimenta, su metabolismo ingiere los nutrientes que consume, los asimila y la lleva a crecer para que finalmente cambia y se convierte en una verdadera mariposa.

Al igual que la oruga, es necesario alimentarnos durante el proceso de transformación, en el caso del neurolíder ingerir nueva información. Si queremos crecer y cambiar, es necesario que aprendamos y asimilemos nueva información.

La transformación no es meramente un cambio externo, sino uno que surge de la esencia, con integridad, carácter y **Consciencia Alquimista.**

La transformación no tiene nada que ver con un cambio para mejorar nuestra imagen. Imaginemos a una persona malnutrida, enfermiza y pálida, pero que se pone maquillaje para mejorar su apariencia. Quizás parezca una persona saludable, pero el maquillaje es un cosmético, algo que se aplica externamente. Lo que en realidad necesita esta persona es un cambio genuino que provenga de un proceso interno en su vida.

Si la misma persona malnutrida y pálida se alimentara de forma saludable, con comida nutritiva, se produciría en ella un cambio muy notable. El color de la persona mejoraría y su cuerpo se fortalecería. Finalmente, su apariencia llegaría a estar saludable no a causa de algo que haya intentado hacer externamente, sino a causa de algo que ha cambiado internamente.

Adaptar nuestro comportamiento imitando a un líder es como aplicar maquillaje externo. Nuestra condición interna permanece igual, pero intentamos cubrirla por medio de hacer el bien o al intentar mejorar nuestra conducta. Como resultado, lo que las personas ven no es un cambio real que se refleja exteriormente en nosotros y se expresa en nuestras vidas, sino a personas malnutridas emocionalmente esforzándose por imitar la vida de un líder de la mejor manera posible.

La transformación genuina es diferente. Un cambio interno toma lugar en nuestro ser a medida que creamos consciencia y nos educamos. Mientras practicamos, nuestra conducta mejora gradualmente hasta que espontáneamente comenzamos a ser un neurolíder.

Quizás las personas comenten: "Esa persona es muy diferente de lo que antes era. ¿Qué le sucedió?". La diferencia proviene de ser transformado por medio de educación y practica hasta que se expresa natural y auténticamente.

Por eso, podemos asociar la metamorfosis del líder con el proceso de la mariposa. Estos fascinantes insectos pasan por un proceso de transformación real para poder llegar a la etapa máxima de su desarrollo.

CONSCIENCIA ALQUIMISTA

PARTE IV

Consciencia Alquimista

El rol de un líder es influenciar y guiar su equipo con el objetivo de cumplir y alinearse con los objetivos de la organización.

El rol de un neurolíder es transformar con **Consciencia Alquimista,** *o sea, actuar con pleno uso de los sentidos y facultades con la intención de transformar la energía y la conducta de una organización.*

¿Como un líder se convierte en un neurolíder? Un líder se convierte en un neurolíder en el momento que toma la decisión intencional y consciente de ser un transformador.

Con la ayuda de esta guía de cinco pasos, un líder desarrollará *Consciencia Alquimista* y podrá transformar la energía y la conducta de su organización.

1. *Aprende*: un neurolíder es un estudiante disciplinado, investiga y aprende su rol de estímulo consciente y transformador de energía y conducta humana.

2. *Ilumina*: un neurolíder vive y practica deliberadamente su rol de estímulo consciente y su forma de actuar lo distingue y lo hace destacarse.

3. *Atrae:* un neurolíder naturalmente llama la atención y su forma de actuar cautiva y conquista.

4. *Conecta:* un neurolíder une y su forma de actuar crea enlaces y vínculos fuertes y auténticos.

5. *Transforma:* un neurolíder crece y se duplica dejando un legado de resultados tangibles.

El líder mediante el aprendizaje y practica intencional y consciente de técnicas como inteligencia emocional holística, resolución de conflictos, gestión de proyectos, metodología de comunicación coaching, asertividad para la negociación y escucha activa transfomará su entorno y el actuar de su equipo.

El Neuroliderazgo es un proceso intencional con el propósito de transformar con consciencia alquimista la energía y la conducta de una organización.

UN NEUROLÍDER APRENDE

Un neurolíder APRENDE

Un neurolíder es un estudiante disciplinado y humilde, que reconoce la adquisición de conocimiento como parte esencial en su desarrollo personal y profesional. El neurolíder investiga, escucha, observa, siente, percibe, indaga a fondo materias relacionadas a su rol como estímulo de cambio y transformador de energía y conducta humana.

El neurolíder conoce el concepto de energía y aprende a percibir los cambios en frecuencia energética que preceden a los cambios en la conducta humana. Esto se logra simplemente estudiando y desarrollando maestría en los cinco fundamentos de *Inteligencia Emocional Holística*, no solo a nivel personal, pero con el objetivo capitalizar en dicho conocimiento para un desempeño más efectivo a nivel profesional.

- Consciencia energética: sentir la energía. El neurolíder conoce el concepto de energía y sabe diferenciar los cambios en frecuencias asociadas a cambios emocionales en los miembros de su equipo. A su vez, se interesa en conocer los miembros de su equipo a nivel individual, con el objetivo de conocer su frecuencia base. El neurolíder aprende a leer el termostato energético de su equipo, para prevenir agotamiento físico y emocional.

El neurolíder conoce las preguntas claves para iniciar una conversación que le permita explorar las emociones de los miembros de su organización.

El neurolíder pregunta: ¿Como te sientes? O ¿Cómo esta tu energía hoy?, en lugar de ¿Como estás?. Inclusive, sabe indagar en las respuestas mediante del uso de una segunda pregunta: ¿Qué significa para tí?. Este tipo de preguntas le permite al neurolíder explorar el ambiente energético de la organización.

- Vitalidad energética: aumentar la energía. El neurolíder aprende a integrar formas para aumentar la energía de su equipo de trabajo.

El neurolíder conoce que actividades son beneficiosas para recargar la energía y recobrar el entusiasmo de su equipo de trabajo. Más aún, sabe cuando integrar dichas actividades en la agenda diaria mostrado compromiso con el bienestar del equipo y de la organización.

- Armonía energética: desbloquear la energía. El neurolíder aprende a identificar las areas o miembros del equipo que causan bloqueo o desgaste en la organización. A su vez, aprende técnicas para restaurar la armonía en el equipo.
- Alineamiento energético: expandir la energía. El neurolíder aprende a compartir y vender su misión y visión contagiando la pasión por sus ideas y projectos.
- Comunión energética: transformar la energía. El neurolíder aprende a delegar, a lograr un equipo de trabajo comprometido con la visión y misión de la organización, inclusive en su ausencia. El legado del neurolíder es palpable en la cultura de la organización. La organización, el equipo de trabajo y el neurolíder son uno.

UN NEUROLÍDER ILUMINA

Un neurolíder ILUMINA

Un neurolíder vive y practica deliberadamente su rol de estímulo consciente y con su actuar estimula respuestas alineadas a las metas de la organización.

El propósito de vida del neurolíder está alineado a sus acciones. El estilo de vida del neurolíder refleja su compromiso con la organización y su equipo de trabajo; nunca saboteando intencionalmente su desempeño.

La integridad es esencial, simplemente vive 100% presente y reconoce que la falta de energía es un riesgo no justificado que sabotea el propósito de su labor.

El neurolíder hace uso deliberadamente de las llaves del éxito: buenos días, por favor, gracias y perdón. Estas palabras mágicas reducen las tensiones y fomentan equipos de trabajo serviciales y agradecidos.

- Gracias: denota agradecimiento a la generosidad expresada por cualquier miembro del equipo. Refleja que el neurolíder valora el esfuerzo de su equipo.
- Por favor: denota el reconocimiento y respeto de la libertad de los miembros del equipo.
- Perdón: denota reconocimiento sincero de las equivocaciones y deseo por corregir sus acciones.
- Buenos Días: denota el trato justo, amable y respetuoso a todos los miembros del equipo.

Dichas palabras forman parte de lo que se conoce como buena educación y buenos modales. El neurolíder reconoce que sus títulos y diplomas son favorables, pero no son las llaves del éxito. El escuchar unos "buenos días", "gracias", "perdón" y un "por favor" de una persona cambia por completo la percepción que se tiene sobre ella, y por consiguiente la energía del ambiente de trabajo.

Estas palabras, le permitirán al neurolíder interactuar de forma eficaz con el equipo de trabajo, provocando reacciones positivas y una mejor inclusión al contexto social.

El neurolíder reconoce que la mejor manera de iluminar es con el ejemplo.

UN NEUROLÍDER ATRAE

Un neurolíder ATRAE

Un neurolíder atrae y cautiva con su autenticidad, carácter y determinación.

- Autencidad: Un neurolíder es auténtico, reconoce que la energía no miente y que pretender mostrarse diferente de como es significa un gasto energético no justificado. El neurolíder reconoce que no es perfecto y trabaja diariamente a nivel personal en las ocho dimensiones de su salud holística definidas en el libro *Inteligencia Emocional Holística*: individual, emocional, intelectual, mental, física, social, financiera y espiritual.

  o Individual: vive su propósito de vida; desarrolla sus dones y talentos; y toma decisiones alineadas a sus valores fundamentales.
  o Emocional: reconoce sus detonantes emocionales, capitaliza en sus memorias

emocionales y se libera de apegos emocionales.

- o Intelectual: identifica sus áreas de mejora; adquiere conocimiento a através del estudio y la investigación; y reconoce que la práctica deliberada desarrolla maestría.
- o Mental: se desempeña con claridad, consciencia y estabilidad en cada área de su vida.
- o Física: actúa de forma intencional; reconoce los efectos físicos de las emociones mal manejadas; cuida de su salud física sin sabotear su sistema inmunológico.
- o Social: interactúa con respeto, trata con dignidad a sus semejantes a todos los niveles: familia, comunidad, iglesia y laboral; es responsable con el ambiente.
- o Financiero: maneja de forma inteligente sus finanzas personales; desarrolla literatura financiera; y contribuye a la seguridad financiera de él y su familia.
- o Espiritual: práctica su espiritualidad de forma responsable e individual.

- Carácter: Un neurolíder elige el carácter sobre la reputación en todo momento de conflicto. Para un neurolíder, la integridad no es negociable, pues sin ella, nadie se conectará con él por largo tiempo. El neurolíder reconoce el valor de los adjetivos: honorable, honesto, confiable, obediente y fiel.

o Honorable: el honor es una cualidad moral que lleva al sujeto a cumplir con los deberes propios respecto al prójimo y a uno mismo.

o Honesto: cualidad humana que consiste en comportarse y expresarse con sinceridad y coherencia, respectando los valores de la justicia y la verdad.

o Confiable: se utiliza para calificar a aquel que brinda seguridad, que suele no fallar, que se espera que actue correctamente consistentemente.

o Obediente: denota la acción de cumplir un mandato o una orden.

o Fiel: permite calificar a aquel que no traiciona la confianza que le otorgaron, por tanto mantiene siempre la lealtad.

Un neurolíder reconoce que la forma más efectiva de estimular respuestas positivas es decir la verdad.

• Determinación: es la clave del éxito, quién es determinado, toma deciciones o resoluciones imposibles de romper. Un neurolíder reconoce que los miembros de su equipo son seres pensantes, inteligentes y con voluntad propia; y esta es la principal razón por la cual no puede ser inconsistente en la toma de decisiones y los caminos que ha decidido transitar.

El neurolíder reconoce que para todo en la vida necesita decisión pero también necesita determinación, porque determinación es sinónimo de perseverancia. El neurolíder tiene la fortaleza mental para perseguir los objetivos propuestos por la organización; no abandonar simplemente porque el camino se ponga difícil; saltar obstáculos y alcanzar metas.

El neurolíder reconoce que la determinación más que una acción es un valor que se cultiva en nuestro interior y que termina caracterizando a la persona. El neurolíder establece definiciones, limitaciones y conceptos en su vida por los cuales se dirige, sus decisiones son invariables e irrevocables.

UN NEUROLÍDER CONECTA

Un neurolíder CONECTA

Un neurolíder influencia positivamente mediante la demostración de sus habilidades técnicas y el uso intencional de habilidades blandas como: inteligencia emocional, gestión de proyecto, resolución de conflicto, técnicas de comunicación y destrezas de escucha.

- Habilidades Técnicas son capacidades que pueden ser enseñadas y son fáciles de cuantificar. Este tipo de competencias se aprende en un aula académica, en el trabajo o por medio de materiales de capacitación.

  El conjunto de competencias técnicas necesarias por un neurolíder depende de la meta del equipo, clase de organización y tipo de industria.

- Habilidades Blandas: destrezas subjetivas que son mucho más difíciles de cuantificar y se relacionan con la forma de relacionarse e interactuar con otras personas.

o Inteligencia Emocional es la capacidad que tienen las personas para reconocer, entender y manejar sus propias emociones, así como las de las personas a su alrededor. La inteligencia emocional tiene cinco (5) fundamentos básicos:

- Autoconocimiento: Se define como el **conocimiento de nuestros propios sentimientos y emociones** y cómo nos influyen.
- Autorregulación: Se define como el **manejo y control de nuestras emociones y sentimientos.**
- Automotivación: Se define como la habilidad de **enfocar las emociones hacia objetivos y metas** nos permite establecer nuestra atención en las metas en vez de en los obstáculos
- Relaciones Interpersonales: se define como **la habilidad de saber tratar y comunicarse con otras personas,** aquellas que nos resultan simpáticas o cercanas, pero también con personas de diferente forma de pensar.
- Empatía: se define como la habilidad **de reconocer las emociones y sentimientos de los demás con el propósito de**

comprender e identificarnos con las personas que los expresan.

o Gestión de Proyecto: enfoque metódico para planificar y orientar los procesos del proyecto de principio a fin.

- **Planificación**: La planificación es la primera fase en la gestión de un proyecto, y es previa al desarrollo de este. En esta fase se define cuáles serán las actividades que se tendrán que hacer, **estimar la duración del proyecto**. Es la fase de **gestión de tareas** que consiste en definir la tareas, asignarlas a las personas responsables de su ejecución, determinar su duración, definir la dependencia entre tareas y priorizarlas. Se indica cuáles serán los recursos necesarios para poder llevar a cabo con éxito el proyecto.

- **Programación**: Esta es la segunda fase de la gestión de proyectos, y consiste en **crear el calendario de ejecución del proyecto**, indicando en qué fechas se hará cada parte del proyecto, incluyendo la de inicio y la de fin. Esta fase junto la de planificación, son previas al inicio del proyecto.

- **Seguimiento y control del proyecto**: Esta fase es la única fase de toda la gestión que se hace durante el proyecto. Consiste en seguir y controlar su ejecución. Es decir, obtener datos de la evolución y tomar las medidas correctas en caso de que hubiese algún inconveniente. *La flexibilidad y la capacidad de reacción son fundamentales para una buena gestión de proyecto.* Por mucho que se planifique un proyecto siempre habrá que introducir cambios para resolver una incidencia, facilitar el trabajo de miembros del equipo. La capacidad de adaptación y de gestión del cambio son dos factores importantes se quiere tener éxito.

- **Análisis y evolución:** Esta es la cuarta y última fase de la gestión de proyectos, la cual sucede ya después de haber terminado el proyecto. En esta lo que se hace es **medir las diferencias** entre lo que se había previsto durante la fase de planificación, y lo que en realidad ha sucedido, normalmente se suele medir sobre todo el presupuesto planeado y el coste real. Esta fase es importante también porque permite observar los errores que se han cometido durante todo el proceso, y aprender de la experiencia para los proyectos futuros.

o Resolución de Conflicto es el conjunto de técnicas y habilidades que se ponen en práctica para buscar la mejor solución, no violenta, a un conflicto, problema o malentendido que existe entre dos o más personas.

- El primer paso consiste en afirmar la relación antes de entrar en detalles. Dejarle saber a la otra persona cuán importante es la relación.
- El segundo paso es buscar la manera de entender la forma de pensar y los puntos de vista de la otra persona.
- El tercer paso es buscar la manera de que nos entiendan.
- El cuarto paso es aceptar la mayor responsabilidad por el conflicto y pedir disculpas.
- El quinto paso es buscar un acuerdo sobre los futuros actos y responsabilidades en la relación.

o Técnicas efectivas de "coaching": Coaching es una disciplina que consiste en la definición de metas y consecución de los objetivos.

- Definir la meta: No solo visualizar, poder expresar claramente y con detalles la meta, sueño u objetivo.

- Definir compromiso: Establecer el nivel de prioridad de las metas, y la responsabilidad de actuar acorde a ellas.
- Explorar opciones: Búsqueda consciente e intencional de nuevas formas para alcanzar las metas.
- Evaluar recursos: Hacer un análisis objetivo de las opciones basado en los recursos disponibles. Nos referimos a los recursos: tiempo, dinero y energía.
- Diseñar un plan: Establecer un plan estratégico y detallado por escrito para lograr las metas.
- Iniciar acción: Comenzar a llevar a cabo el plan disfrutando el caminar, y convencidos de los resultados.
- Evaluar el plan: Periódicamente comparar el plan de acción y meta con los resultados, y hacer los ajustes pertinentes.

o Destrezas de Escucha: Saber escuchar es un proceso fundamental para una comunicación eficaz y efectiva.

- Escuchar las palabras que se dicen
- Escuchar las acciones en el lenguaje que aparecen
- Escuchar la inquietud que el otro trae a la conversación
- Escuchar el estado de ánimo desde el cual habla

- Escuchar el contexto en el cual es dicho lo que se dice
- Escuchar la interpretación que generamos de lo que escuchamos
- Escuchar los trasfondos posibles de la conversación
- Escuchar el espacio de posibilidades que se abren o se cierran
- Escuchar las emociones que están en juego
- Escuchar las historias personales (trasfondo)
- Escuchar las prácticas sociales (cultura)

Para saber escuchar, el neurolíder debe desarrollar las siguientes destrezas:

- Contacto Visual: El contacto visual ayuda a descubrir sentimientos o gestos que también son parte integral de la comunicación.
- Parafrasear lo que está escuchando: Hacer un resumen de lo que está escuchando y buscar el insumo de la persona o personas con las que está hablando.
- Preguntar sobre las emociones: Cuando los miembros del equipo aprenden a expresar sus emociones le ayuda a relajarse, sentirse más cómodos y posiblemente limpiar la mente y el corazón de cosas que le están molestando. Muchas veces

poder identificar sentimientos sirve para identificar motivos.

- Mantener el foco en la persona o personas.
- Mantenerse presente todo el tiempo

UN NEUROLÍDER TRANSFORMA

Un neurolíder TRANSFORMA

Un neurolíder comparte su sabiduría y transforma dejando un legado a sus sucesores.

La palabra legado proviene del latín "legatus" y significa delegar, dar su conocimiento, compartir sus experiencias, pasar una idea o capacidad a otra persona. El legado en su sentido histórico nos permite ser agradecidos, puesto entendemos que el presente es la consecuencia lógica del pasado y que nuestra realidad tiene unas raíces profundas. Incluso las ideas de un neurolíder ni son normalmente propias, pues la mayoría de sus valoraciones forman parte del legado compartido por sus antecesores llamados mentores. Un legado es importante porque marca la identidad de quién lo recibie. El neurolíder transforma al dejar su legado y esa debe ser su meta a largo plazo.

La transformación del grupo, equipo de trabajo u organización será la recompensa para el neurolíder.

Una recompensa que lo motivará a continuar en su propio proceso de transformación llamado Metanoia del Neurolíder.

El neurolíder transciende al dejar su legado y esa debe ser su meta a largo plazo. Llamamos **Metanoia** al proceso de transformación de un neurolíder, o sea, el crecimiento personal y profesional que lo eleva a mentor y que logra inspirar a otros a convertirse en neuro-líderes.

METANOIA DEL NEUROLÍDER

PARTE V

Metanoia del neurolíder

Nuestro libro se enfoca en la transformación del líder. *Metanoia* es una palabra griega que significa cambiar o transformar tu mente. Esta palabra implica tomar una decisión de girar, afrontar una nueva dirección. Dar vuelta hacia la luz. *La nueva dirección del líder será su transformación de neurolíder a mentor.*

La metanoia requiere un cambio en la mente y en el corazón, es la transformación radical que alcanza al ser humano en su realidad más profunda, permitiéndose vivir y pensar de una manera distinta; de una manera que hasta este momento había desconocido.

Lo importante de vivir el proceso de metanoia es experimentar que la transformación personal cambia la mentalidad de la organización entera.

Es asumir una actitud de total comunión con el propósito al que estamos llamados sin apegos, frustración, desconfianza, tristeza, vergüenza, culpa o miedos. Es disfrutar cada etapa y cada paso al máximo, viviendo 100% presente en total armonía.

¿Metanoia? ¿Como lograrlo?

A continuación, cuatro pasos que facilitarán el proceso de metanoia del neurolíder hacia su nuevo rol de mentor.

1. _Identificar un mentor_:

En el proceso de metanoia, un mentor es un asesor de confianza con la experiencia y sabiduría necesaria para guiar, aconsejar y apoyar al neurolíder en su desarrollo.

La experiencia, sabiduría y tiempo de un mentor es un tesoro. El mentor no regala su tiempo, en cambio solo lo invierte si el neurolíder está comprometido y tiene el potencial. Por tanto, es la responsabilidad del neurolíder demostrarle al mentor que es merecedor de su tiempo y energía.

Características de un mentor:

- Está comprometido con el crecimiento, el desarrollo y el éxito del neurolíder.

- Tiene el conocimiento y la experiencia necesaria para guiar efectivamente al neurolíder.
- Puede entender la cultura de la organización del neurolíder.
- Demuestra honestidad, integridad, respeto y responsabilidad.
- Demuestra habilidades de comunicación, tanto verbal como no verbalmente.
- Está dispuesto a ayudar a desarrollar al neurolíder a través de orientación, retroalimentación y, ocasionalmente, una insistencia en un nivel particular de desempeño o dirección apropiada.
- Inicia nuevas ideas y fomenta la disposición y la capacidad del neurolíder para realizar cambios en su desempeño en función del cambio constante que se produce en su organización.
- Es consciente de sus emociones personales y es sensible a las emociones y sentimientos del neurolíder.
- Es un individuo con resultados positivos y notables en su área de mentoría.
- Demuestra éxito en establecer y mantener relaciones interpersonales mutuamente satisfactorias.
- Está dispuesto a comunicar los fracasos y los éxitos al neurolíder.

2. *Educarse en el arte de la mentoría:*

¿Qué es mentoría?

Mentoría es una herramienta personalizada de desarrollo profesional, en la que reconocidos profesionales cualificados comparten conocimientos, habilidades, experiencias, aprendizajes y ofrecen consejos, información y guía a un aprendiz, apoyándole para desarrollar respuestas a sus retos y situaciones de rol. Todo dentro de un marco estricto de confidencialidad y ética profesional.

Mentoría significa apoyar y retar al aprendiz para que gestione su propio aprendizaje con el objetivo de maximizar su potencial, desarrollar sus competencias, mejorar su rendimiento y progresar en su carrera profesional, motivándole y potenciándolo para que identifique sus objetivos, y ayudándole en encontrar los caminos para conseguirlos.

Objetivos de Mentoría

- *Desarrollo del potencial*: La mentoría pretende acelerar el proceso de desarrollo personal y profesional del aprendiz.
- *Transferir el conocimiento*: La mentoría pretende capitalizar el conocimiento acumulado en el mentor.
- *Aprendizaje a través de la experiencia*: La mentoría pretende que el aprendiz aprenda

a través de las experiencias que le aporta el mentor.

- *Acortar la curva de aprendizaje*: con la finalidad de permitir el máximo conocimiento en un menor tiempo.

- *Acompañar* al aprendiz en la definición de metas y objetivos, así como en la identificación de facilitadores y barreras para su consecución, así como en guiar los caminos para conseguirlo.

- *Potenciar Relaciones Sociales:* La mentoría pretende generar vínculos y relaciones valiosas entre los mentores y el aprendiz para reforzar su desarrollo personal y profesional, la consecución de sus objetivos y solidificar su liderazgo.

- *Afrontar la gestión del cambio,* facilitando como afrontar procesos de cambio a nuevos entornos, tecnologías, posiciones, proyectos y/o responsabilidades.

- *Definir un nuevo modelo de neuroliderazgo* en consonancia con la cultura organizativa de su organización y las características y visión del aprendiz

- *Identificar y resolver obstáculos* que pueden limitar el desarrollo personal, del equipo, o de la organización.

- *Potenciar, consolidar y orientar* en las conductas éticas y responsables como mentor.

- Encontrar *las vías para dar mayor valor añadido* a la organización y equipos, aportando mayores iniciativas.
- Fortalecer *la autoconfianza, liderazgo y empoderamiento.*

Pilares de la Mentoría

1. Confidencialidad: Lo que ocurre durante las sesiones queda entre el mentor y el aprendiz.

2. Confianza y Respeto: Relación de absoluta de confianza y respeto mutuo entre el mentor y el aprendiz en todas las áreas imaginables.

3. Cumplimiento: Cada parte debe cumplir plenamente con lo prometido durante el proceso de *mentoría.*

4. Reconocimiento y Aceptación de los roles y deberes del mentor y del aprendiz.

5. Compromiso de hacer el máximo esfuerzo para alcanzar los objetivos marcados.

6. Comprensión de las necesidades, deseos y carencias del aprendiz.

7. Honestidad y transparencia a lo largo del proceso de *mentoría.*

8. Apertura de mente a nuevas ideas, opiniones, perspectivas y maneras de percibir.

9. Aprendizaje de la experiencia y proceso de *mentoría* reduciendo la curva de aprendizaje y a través de aprender haciendo.

Beneficios de la Mentoría

Los beneficios que puede aportar a un aprendiz que sigue un proceso de *mentoría* son:

- Mejora del desempeño y la productividad.
- Ofrece la oportunidad de avanzar en su carrera profesional.
- Mejora su capacidad gracias al desarrollo de competencias y la adquisición de conocimiento.
- Mayor confianza y seguridad.
- Genera vínculos y relaciones valiosas.
- Conseguir sus objetivos de forma más acelerada y efectiva que si trabaja solo.
- Logra una visión más global y estratégica.
- Mejor comprensión de aquellos aspectos profesionales, que le preocupan y ante los que necesita actuar.
- Enriquece su forma de pensar y a desarrollar mejor su potencial profesional.
- Una comunicación efectiva.
- Potenciar la marca personal.

- Incrementa la autoconfianza, influencia, liderazgo, autocontrol.
- Facilitar y acelerar los procesos de cambio permitiendo una mayor y más rápida adaptación a nuevos retos y demandas.

Diferencias entre coaching y mentoría

Muchas veces la mentoría es confundida con coaching, es importante educarse en las diferencias entre ambas técnicas.

- El coaching trabaja en una meta concreta y definida. La mentoría está dirigida al desarrollo del aprendiz personal y profesionalmente de una forma holística, como un todo.
- En el *coaching* el coach es un espejo para el aprendiz, obviando y dejando de lado su punto de vista, es fundamental que no comparta su punto de vista adquirido a través de la experiencia. En la mentoría es clave que el mentor comparta el punto de vista del aprendiz y compartan sus experiencias.
- El coaching se focaliza en la tarea. La mentoría se focaliza en la relación.
- El coaching requiere un conocedor en técnicas de coaching. La mentoría requiere un experto profesional cualificado con larga trayectoria.

- En el coaching las directrices las da el cliente. En la mentoría las directrices las da el mentor.
- En el coaching el papel del coach es más táctico. En la mentoría el papel del mentor es más estratégico y de mayor profundidad en los temas.
- El coach no aconseja ni recomienda, sino que ayuda a su cliente a encontrar sus propias respuestas. El mentor da consejos y recomendaciones al aprendiz.
- En el *coaching* la relación es una de igualdad profesional. En la mentoría se profundiza en la relación con el directivo, estableciendo vínculos emocionales.
- El coach es quien pregunta y el cliente el que responde. En la mentoría las preguntas las hace el mentor y el aprendiz, dándose así una transmisión de conocimientos.
- En el coaching nunca se expresa la experiencia del coach y es el cliente el que de su propia experiencia y conocimientos. En la mentoría la base del aprendizaje es la experiencia del mentor.

Decidir asumir la responsabilidad

En los últimos años, la neurociencia, junto con otras disciplinas como la psicología o la economía conductual, está abriendo una nueva forma de entender el modo que tenemos de actuar y de tomar decisiones.

La toma de decisiones puede definirse como un proceso de tres etapas:

Etapa 1: Procesar la información

Se calcula que nuestros sentidos pueden llegar a percibir más de 11 millones de bits de información por segundo. Sin embargo, nuestro cerebro consciente sólo tiene capacidad de asimilar 50 bits/segundo.

El procesamiento de la información debe ser consciente y capitalizando en nuestro propósito de vida, dones/talentos y valores fundamentales.

Luego de educarse en el concepto de mentoría, el neurolíder debe procesar la información objetivamente. El neurolíder debe asimilar la definición del concepto y las responsabilidades del rol.

Etapa 2: Dotar de significado y valor

Lo que ha demostrado la neurociencia es que nuestros sentidos procesan la información y luego nuestro cerebro, de forma no consciente, le dota de significado y valor. Para ello hace uso de pistas o elementos en la información procesada que se asocian con otros conceptos e ideas.

Pero además de dotar de significado a lo que percibimos con nuestros sentidos, nuestro cerebro también le dota de valor. Algo que construye asociaciones no conscientes entre lo que percibimos y un concepto.

El neurolíder dotará de valor al concepto de mentoría, y lo que significa para él, basado en su conocimiento, educación, experiencia, cultura, tradiciones y expectativas.

Etapa 3: Deliberar, evaluar y analizar

Una vez que nuestro cerebro no consciente decide qué información, con qué significado y con qué valor la vamos a manipular, empieza el proceso que mejor conocemos: el racional Aquí se incluyen tareas cognitivas como recuperar recuerdos, interpretar el pasado, anticipar el futuro, planificar, valorar y evaluar cada alternativa para generar intenciones, crear criterios de decisión y tipos de decisiones, evaluar puntos de vista y soluciones al problema, emitir juicios y simular decisiones o la resolución de problemas, calcular o razonar.

En esta etapa el neurolíder evalúa los recursos que va a invertir en la ejecución del plan estratégico para lograr su meta de transformación a mentor. Cuando hablamos de recursos nos referimos a:

- Tiempo: limitado y valioso
- Energía: ilimitado y valioso
- Dinero: percibido como limitado y valioso

Actuar y tomar acción masiva

¿Qué es tomar acción masiva? Tomar acción masiva es una forma de pensar consciente, determinada y comprometida, dando el 100% y más al proceso de transformación a mentor.

Pensar diferente

Tomar medidas masivas requiere un enfoque flexible y dinámico que se ajuste constantemente a las condiciones y circunstancias cambiantes. Requiere que el neurolíder piense de manera diferente a como lo harían otras personas en una situación similar, de hecho, incluso puede requerir que piense sin razón.

Tomar acción masiva a la vista de otros puede parecer algo ilógico, la nueva forma de pensar del neurolíder no tendrá sentido para los demás, estará pensando diferente y la consecuencia de pensar diferente es conseguir los resultados que otros no consiguen.

Por tanto, como resumen, los pasos para la metanoia o transformación de neurolíder hacia mentor son:

- IIdentificar un mentor
- Educarse en el arte y ciencia de la mentoría
- Evaluar los recursos
- Tomar acción masiva

CONCLUSIÓN

Conclusión

Neuroliderazgo es el arte y la ciencia de transformar con consciencia alquimista, pero más aún es un nuevo estilo de vida. Como neuro-líderes voluntariamente aceptamos la responsabilidad social de aprender, iluminar, atraer, conectar y transformar a nuestro equipo de una forma positiva y en alineamiento con la misión y visión de la organización.

A su vez, el neurolíder vive una serie de etapas o temporadas que lo conducen a su propia transformación.

Etapa I: De líder a neurolíder

Paso 1: Aprende: El líder investiga, escucha, observa, siente, percibe, indaga consciente e intencionalmente.

Paso 2: Ilumina: El líder vive a consciencia y practica deliberadamente su rol. El líder se distingue y se destaca.

Paso 3: Atrae: El líder llama la atención y cautiva con su autenticidad, carácter y determinación

Paso 4: Conecta: El líder influencia con sus habilidades técnicas y habilidades blandas. El líder crea enlaces y vínculos fuertes y auténticos.

Paso 5: Transforma: El líder se multiplica y se transciende dejando un legado de resultados tangibles.

Etapa 2: De Neurolíder a Mentor

Paso 1: Identificar: El neurolíder identifica y busca un mentor.

Paso 2: Educar: El neurolíder se capacita en el arte, ciencia y disciplina de la mentoría.

Paso 3: Evaluar: El neurolíder evalúa sus recursos de forma consciente y responsable.

Paso 4: Actuar: El neurolíder toma acción masiva.

Bienvenido, al mundo del *Neuroliderazgo*, donde nuestra misión es desarrollar otros líderes en el arte de transformar con **consciencia alquimista.** Hay muchas fuerzas que pueden afectar el desarrollo de un cambio de mente, de una metanoia; por ello necesitamos de más individuos listos para asumir la responsabilidad de ser agentes transformadores mediante su propia transformación. Actuar con **Consciencia Alquimista**, es ser intencional con el objetivo del *Neuroliderazgo*: *¡¡¡Transformar!!!*

Recursos Adicionales

Libros de la Dra. Wanda Bonet-Gascot

- ¿Porque no soy feliz?, un desvió del camino (2012)

  Metodología básica de coaching para identificar, educar, evaluar y actuar.

- Inteligencia Sexual, El Próximo Nivel (2016)

  Educación Sexual incluyendo filosofías como el Tantra y Teología del Cuerpo.

- Inteligencia Emocional Holística, Enfócate... Todo es energía (2019)

  Metodología para manejar las emociones y alcanzar consciencia, vitalidad, armonía, alineamiento y comunión energética.

Servicios Ofrecidos en DRW Life Skills Institute

1. **Coaching:** Sesión de coaching individual con un "coach" cualificado en un lugar seguro y confidencial.

2. **Formación:** Cursos en línea para el desarrollo de Inteligencia Emocional Holística, Inteligencia Sexual y Neuroliderazgo.

3. **Presentaciones:** Seminarios y charlas ofrecidos por Dra. Wanda Bonet-Gascot

4. **Certificación:** Coach de Inteligencia Emocional Holística©

5. **Retiros Energéticos:** Experiencias Vivenciales para el desarrollo de consciencia energética.

Para más información www.DRWinstitute.org

Creadores de Consciencia es la división en español de DRW Life Skills Institute para el desarrollo personal y profesional del individuo.

ACERCA DEL AUTOR

Acerca del Autor

Dra. Wanda Bonet-Gascot es la fundadora y directora de operaciones en _DRW Life Skills Institute & Coaching School_, centro educativo para el desarrollo personal y profesional establecido en 2013 y avalado por la Incubadora de Negocios de la Universidad de la Florida Central (UCF).

Su extensa educación incluye: Bachillerato en Química (1993), Maestría en Administración de Empresas (2000), Maestría en Sexualidad Tántrica (2010) y un Doctorado en Nutrición Holística (2011). Ella es gerente de proyectos, coach certificada y terapista de masaje licenciada especializada en modalidades energéticas.

Ella es la autora de los libros _"¿Por qué no soy feliz?"_ (2012), _"Inteligencia Sexual"_ (2016) y _"Inteligencia Emocional Holística"_ (2019). Ella ofrece cursos y diplomados en línea basados en sus libros.

La Dra. Bonet-Gascot es reconocida por su compromiso con el desarrollo de Inteligencia Emocional Holística y ha recibido numerosos premios por su labor dentro de la comunidad.

Referencias

Bonet-Gascot, W (2012) *Porque no soy feliz?*, Indiana: Palibrio.

Bonet-Gascot, W (2016) *Inteligencia Sexual*, Indiana: Palibrio.

Bonet-Gascot, W (2019) *Inteligencia Emocional Holística*, Indiana: Palibrio.

Woodward, O. (2013). *Solvencia Financiera*. North Carolina: Obstacles Press.

Woodward, O (2015) *La Matrix Financiera*. North Carolina: Obstacles Press.

Woodward, O (2012) *Resuelto*. North Carolina: Obstacles Press

Tomado 06/22/2019, ¿Qué es mentoría? http://www.mentoringhealthcare.com/

Tomado 06/22/2019 Toma de Decisiones
https://www.bitbrain.com/es/toma-de-decisiones

Tomado 06/22/2019 Tomar acción masiva
https://expandetumente.com/que-es-y-como-tomar-accion-masiva/

Tomado 07/22/2019, Neuroliderazgo
https://www.isep.com/mx/actualidad-neurociencias/neuroliderazgo-comprender-el-funcionamiento-del-cerebro-para-mejorar-el-rendimiento-de-los-lideres/

Tomado 08/21/2019, Gestión de Proyecto
https://es.workmeter.com/blog/gestion-de-proyectos-concepto-beneficios-y-fases